CON GRIN SU CONOCIMIENTOS VALEN MAS

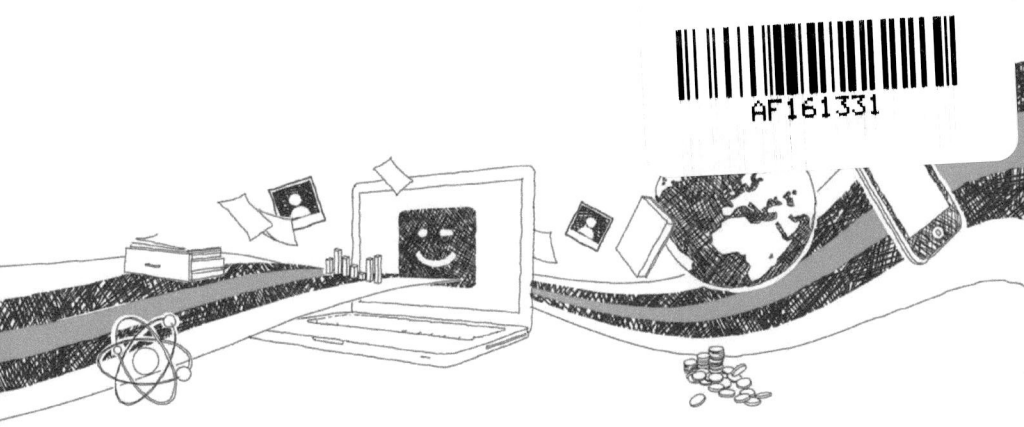

- Publicamos su trabajo académico, tesis y tesina

- Su propio eBook y libro - en todos los comercios importantes del mundo

- Cada venta le sale rentable

Ahora suba en www.GRIN.com y publique gratis

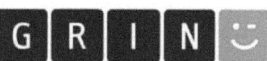

Naiví Flores Balmaseda

Flebótomos relacionados con la leishmaniasis. Aspectos biológicos y patológicos

Distribución en las Américas y control vectorial

Bibliographic information published by the German National Library:

The German National Library lists this publication in the National Bibliography; detailed bibliographic data are available on the Internet at http://dnb.dnb.de .

This book is copyright material and must not be copied, reproduced, transferred, distributed, leased, licensed or publicly performed or used in any way except as specifically permitted in writing by the publishers, as allowed under the terms and conditions under which it was purchased or as strictly permitted by applicable copyright law. Any unauthorized distribution or use of this text may be a direct infringement of the author s and publisher s rights and those responsible may be liable in law accordingly.

Imprint:

Copyright © 2015 GRIN Verlag GmbH
Print and binding: Books on Demand GmbH, Norderstedt Germany
ISBN: 978-3-656-91058-9

This book at GRIN:

http://www.grin.com/es/e-book/293445/flebotomos-relacionados-con-la-leishmania-sis-aspectos-biologicos-y-patologicos

GRIN - Your knowledge has value

Since its foundation in 1998, GRIN has specialized in publishing academic texts by students, college teachers and other academics as e-book and printed book. The website www.grin.com is an ideal platform for presenting term papers, final papers, scientific essays, dissertations and specialist books.

Visit us on the internet:

http://www.grin.com/

http://www.facebook.com/grincom

http://www.twitter.com/grin_com

Flebótomos relacionados con la leishmaniasis. Aspectos biológicos y patológicos. Distribución en las Américas y control vectorial.

Flores Balmaseda, Naiví *

*Profesora Universidad Central de las Villas. Unit of Computer-Aided Molecular "Biosilico" Discovery and Bioinformatic Research (CAMD-BIR Unit). Facultad Química y Farmacia. Dpto. de Farmacia. Santa Clara. Villa Clara. Cuba.

Palabras clave: *Leishmania*, leishmaniasis, flebótomo, *Lutzomyia*, ciclo biológico, aspectos patológicos, distribución en las Américas, vector, control vectorial.

Key words: *Leishmania*, leishmaniasis, *phlebotomy*, *Lutzomyia*, biological cycle, pathological aspects, distribution in America, vector, vectorial control.

Índice

Leishmaniasis. Generalidades.
Flebótomos. Clasificación. Principales características biológicas. Ciclo de vida.
Flebótomos relacionados con la leishmaniasis, distribución en las Américas.
Relación del vector con el ciclo biológico de la *Leishmania*.
Aspectos patológicos relacionados con el vector.
Control general del vector

Resumen:

La leishmaniasis forma parte de las patologías tropicales olvidadas o desatendidas. Constituye una enfermedad infecciosa con un amplio espectro de formas clínicas, transmitida al hombre y los animales a través de la picadura de insectos flebótomos de la familia *Psychodidae*. En América, existen más de 400 especies diferentes de flebótomos de los cuales solo una pequeña parte ha sido incriminada como vector de la leishmaniasis. La singular y compleja biología de cada especie abarca todos los aspectos de la reproducción, alimentación, dispersión, hábitos, etc. y repercute directamente en la epidemiología de la leishmaniasis así como en los métodos que se emplean para el control de los vectores. La comprensión de la complicada interacción existente entre vector, parásito y hospederos constituye una herramienta fundamental en la prevención e intervención en esta enfermedad.

Abstract:

The leishmaniasis is part of the forgotten or disregarded tropical pathologies. It constitutes an infectious illness with a wide spectrum in clinical ways, transmitted to the man and the animals through the sting of phlebotomy insects of the *Psychodidae* family. There are more than 400 different phlebotomies species in America and only a small part of them has been incriminated as vector of the leishmaniasis. The singular and complex biology of each species embraces all the aspects of the reproduction, feeding, dispersion, habits, etc. and it rebounds directly in the epidemiology of the leishmaniasis as well as in the methods that are used for the control of the vectors. The understanding of the complex interaction among vector, parasite and host constitutes a fundamental tool in the prevention and intervention in this illness.

Leishmaniasis. Generalidades.

Las leishmaniasis constituyen un amplio espectro de formas clínicas (figura 1) cuya causa es la infección por protozoos parásitos del género *Leishmania*, transmitidos al hombre y los animales a través de la picadura de insectos de la familia *Psychodidae* géneros *Phlebotomus* y *Lutzomyia*. [32]

La OMS (Organización Mundial de la Salud) ha considerado esta parasitosis en la categoría I de las enfermedades infecciosas (situación emergente e incontrolada) y endémica de al menos 88 países, estimando que el número de personas en riesgo de infección asciende aproximadamente a 350 millones.[3] Su incidencia ha aumentado desde los años 80, y ha ganado una posición relevante en el mundo entre las causas de muerte por este tipo de enfermedades. [32] Forma parte de las patologías tropicales olvidadas o desatendidas, que representan pobreza y desventaja social. No existe un interés marcado en los campos investigativo y de desarrollo de nuevas herramientas diagnósticas, medicamentos o vacunas para tratarla dada la carencia de recursos de los grupos sociales que la padecen.

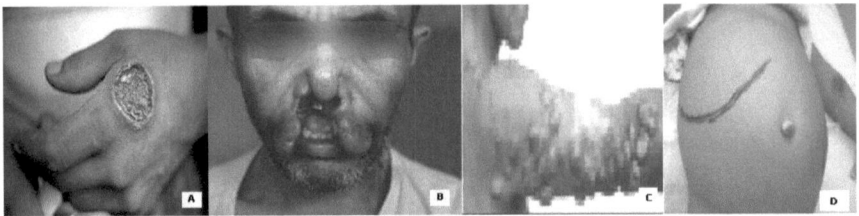

Adaptado de : http://apps.who.int/tdr/publications/tdr-image-library

Figura 1. Pacientes que presentan las diferentes formas clínicas de la leishmaniasis. **A** Leishmaniasis cutánea, **B** Leishmaniasis mucocutánea, **C** Leishmaniasis cutáneo-difusa, **D** Leishmaniasis visceral.

Flebótomos. Clasificación. Principales características biológicas. Ciclo de vida.

Los flebótomos son una subfamilia de dípteros, clasificados además como nematóceros por presentar largas antenas filiformes, multisegmentadas, frecuentemente con muchas sedas en los machos. Pertenecen a la familia *Psychodidae*. [13] Figura 2

El nombre del género *Flebotomus* deriva del griego *phlebos*, que significa vena y *tomos*, cortar. Fue introducido por Rondani en el año 1840 y corregido a la denominación correcta latina *Phlebotomus* por Agassiz en 1864.[10] Esto explica por qué en la literatura encontramos ambas denominaciones.

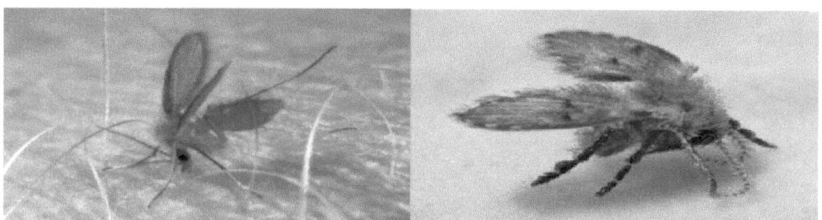

Adaptado de: http://controldeplagasurbanas.wordpress.com/2013/10/23/control-de-voladores-mosquitos-simulidos-quirominidos-flebotomos

Figura 2. Flebótomos en estado adulto.

El primer flebótomo fue descrito en el año 1691 en el Viejo Mundo por Philippo Bonanni bajo el nombre de *Culex minutus*, mientras las primeras especies de flebótomos del Nuevo Mundo, *Lutzomyia cruciata* y *Lu. vexator*, fueron descritas por Coquillet en el año 1907.[10]

En la actualidad no existe un consenso universal referido a la clasificación de los flebótomos en géneros y categorías superiores, siendo menos controversial la realizada para las especies del Viejo Mundo, pues se ha reconocido durante mucho tiempo a *Phlebotomus*, *Sergentomyia* y *Chinius* como los géneros presentes, aunque existen otros sin importancia médica conocida aún por tipificar o nombrar.

Las clasificaciones de los flebótomos neotropicales hechas por Lewis, Young y Duncan[42] han sido aceptadas durante mucho tiempo por la mayoría de los investigadores, ellos ordenan 11 grupos de especies en tres géneros y 15 subgéneros pero no muestran las relaciones evolutivas entre las especies. En 2003 Galati[12] organiza 464 especies neotropicales en 22 géneros, 20 subgéneros, 3 grupos de especies y 28 series. Todas estas clasificaciones están sujetas a cambios si se tiene en cuenta que en América Latina las hembras de aproximadamente la quinta parte de las especies no se han descrito aún y se desconocen en muchos casos las características de las formas inmaduras (larvas y pupas).[29]

En América se encuentran presentes los géneros *Warileya* (distribuido desde Costa Rica hasta Bolivia y comprende 8 especies) [13,42] *Brumptomia* (conformado por 26 especies halladas desde el Sur de México hasta el Sur de Argentina) [5,17] *Hertigia*, (encontrado solamente en Costa Rica y Panamá) [12,13,23] y *Lutzomyia* (es el más abundante en América del Sur). Las especies de los tres primeros géneros mencionados no poseen características hematófagas y no se relacionan con la transmisión de agentes patógenos que afecten al ser humano, mientras que *Lutzomyia* incluye una gran variedad de especie consideradas de gran interés para la salud pública en general.[20, 28, 42]

La clasificación de flebótomos del género *Lutzomyia*, que y el que más especies vectores de leishmaniasis comprende, ha sido discordante. Basados en caracteres morfológicos, Young & Duncan (1994) lo han dividido en siete subgéneros bien definidos: *Lutzomyia, Pintomyia, Viannamyia, Nyssomyia, Trichophoromyia, Psychodopygus* y *Helcocyrtomyia* [42]

Cada especie de flebótomo tiene una biología singular y compleja, que abarca todos los aspectos de la reproducción, alimentación, dispersión y otras actividades que repercuten directamente en la epidemiología de la leishmaniasis e influyen en los métodos que se emplean para su control como vectores.

El tamaño de estos dípteros oscila entre 1,5 y 4 mm; poseen un cuerpo de color gris amarillento o amarillo pálido cubierto de pelos que recuerda al de una polilla, alas erectas en forma de "V". La probóscide o trompa es más larga que la cabeza y los ojos compuestos (ocelos ausentes). Presentan mandíbulas y piezas bucales adaptadas para chupar sangre, (figura 3) los palpos maxilares están formados por 5 segmentos, el radio del ala presenta 5 ramas y las hembras tienen dos espermatecas.[10]

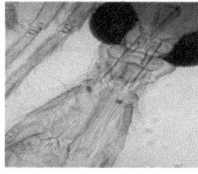

Fotografía disponible en: http://www.veterinaria.org/revistas/redvet/n080805.html. Flebótomos, de la biología al control. Lucientes, et al., 2005

Figura 3. Detalle del aparato cortador-chupador del flebótomo adulto.

Son animales de vuelo bajo y silencioso, a manera de brincos o saltos, pudiendo abarcar un área de aproximadamente unos 200 m o ser transportados por el viento a distancias mayores.

Las horas de actividad diaria y el desarrollo óptimo de estos flebótomos están condicionados por la temperatura y la humedad relativa del ambiente, siendo más favorables aquellas que se encuentran entre los 15 - 28°C y 60 - 100% respectivamente. [25]

Para la alimentación machos y hembras pueden obtener azúcares procedentes de plantas o áfidos pero las hembras necesitan además ingerir sangre para la producción de huevos. La búsqueda de las fuentes alimentarias, es una actividad que se efectúa generalmente en horas crepusculares y nocturnas, con algunas excepciones (p.ej. *Lu. flaviscu-tellata)*. El tiempo transcurrido entre una ingesta de sangre y la puesta de los huevos varía según la especie y la temperatura ambiental. En pocas especies (*Lu. gomezi, Lu. cruciata, Lu. shannoni* y *Lu. beltrani*) se ha reportado la autogenia (producción de huevos sin ingesta sanguínea previa) [10]

Se ha demostrado en especies del género *Lutzomyia* la presencia de feromonas y de señales acústicas durante el cortejo como elementos importantes para el apareamiento o el aislamiento reproductivo. Tienen marcado dimorfismo sexual y los machos poseen una diferenciación en el segmento posterior, la genitalia externa, que le sirve para sujetar a la hembra durante la cópula. Las hembras que encuentran un hospedador, al chupar sangre, liberan feromonas que atraen a más hembras, para su alimentación, y a los machos para que sea asegurada la fecundación.[25]

Al parecer los sitios de oviposturas son cuidadosamente seleccionados por las hembras, las cuales son atraídas por los componentes del substrato y las feromonas emitidas por huevos de la misma especie. Prefieren las zonas arenosas, húmedas, oscuras o poco iluminadas, con temperatura constante y ricas en material orgánico que permita la alimentación de las larvas al eclosionar. El agua libre o en exceso tiene efectos letales sobre las larvas. En una ovipostura se depositan entre 40 y 70 huevos por hembra, estos se anclan de forma aislada o en masa al sustrato con ayuda de una sustancia pegajosa segregada por las glándulas accesorias de la hembra.[25]

Los huevos son elípticos y de coloración blanca en el momento de la ovoposición, tornándose oscuros transcurrido un tiempo, su naturaleza es frágil y los afectan factores ambientales tales como la lluvia, humedad y altas temperaturas, que pueden ocasionar una alta mortalidad.[10] Exhiben patrones de estrías y dibujos geométricos en el exocorion, (figura 4) cuya morfología ha sido descrita solamente para unas 50 especies neotropicales, se plantea que esta ornamentación del corion probablemente funcione como plastrón, es decir, permitiendo el intercambio de gases con el medio ambiente.[45]

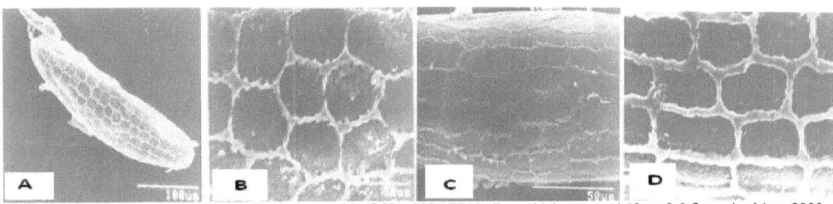

Tomado de: Revista de Biología Tropical versión ISSN 0034-7744 Rev. biol. trop vol.48 no.2-3 San José jun. 2000- Identificación de Lutzomyia spp. (Diptera Psychodidae) grupo verrucarum por medio de microscopia electrónica de sus huevos.htm

Figura 4. Huevos de flebótomo y morfologías del exocorion. A. Huevo de *Lutzomyia columbiana*. B y C Formas poligonales de células coriónicas. D. Formas rectangulares de las células coriónicas.

Las larvas se desarrollan en micro-hábitats húmedos y se alimentan, empleando mandíbulas masticadoras, a partir de una amplia variedad de material orgánico. Su desarrollo se organiza en cuatro etapas o fases (figura 5), cuyos periodos de tiempo dependen estrechamente de la temperatura ambiente: en condiciones favorables algunas especies pueden alcanzar la madurez en menos de tres semanas, mientras que las de climas fríos se pueden tomar varios meses (p. ej. *Ph. longipes*).[10]

Pocos días antes de la pupación, la larva de la cuarta etapa se inmoviliza, expulsa el contenido intestinal y se fija al substrato por los segmentos terminales, transformándole en una pupa sésil, muy parecida a una crisálida de mariposa, que se transformará en adulto, emergiendo en general los machos antes que las hembras, estos alcanzan la madurez sexual después de 24 horas, una vez rotada su genitalia 180°. El insecto adulto tiene una vida corta, rara vez superior a 2 semanas[10].

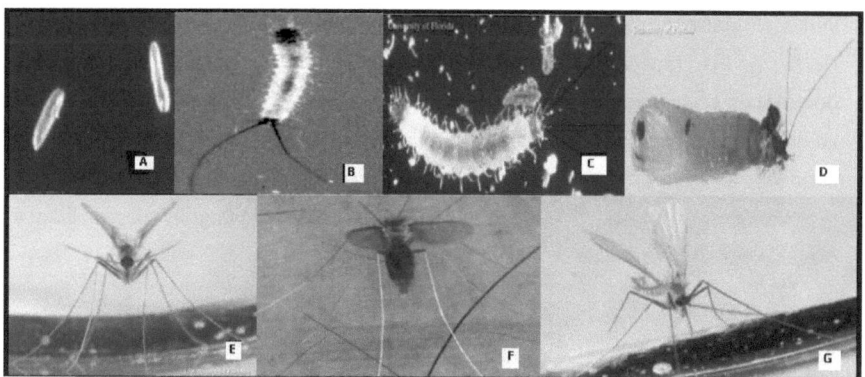

Fotografiado por Dr. Jerry Butler Universidad de la Florida. Adaptado de: A sand fly, *Lutzomyia shannoni* Dyar. Entomología y Nematología Publicación Número: EENY-421

Figura 5. Etapas de desarrollo de *Lutzomyia spp. Lutzomyia shannoni* Dyar. A- Huevos, B- Primera fase larval, C-Segunda fase larval, D- Pupa, E- Hembra adulta, F- Hembra adulta después de alimentarse de sangre, G- Macho adulto.

El hábitat de estos flebótomos es muy amplio, pudiendo encontrarse tanto en áreas desérticas, como en aquellas húmedas y oscuras con abundante vegetación como las selvas tropicales, prefiriendo estas últimas. Se han encontrado además en la floresta, huecos de los árboles, madrigueras de roedores, áreas peri-domésticas y dentro de los domicilios, especialmente en los cuartos de baño, gustando de la humedad y las grietas o surcos de las paredes. Descansan de día en los rincones, entre las piedras, muros o troncos de los árboles, volando al atardecer y la noche.

Los cambios ambientales y la deforestación, entre otros factores, los han acercado a la periferia de las poblaciones.[35]

La estrecha relación entre el vector flebótomo y los animales reservorios de parásitos de *Leishmania* es de vital importancia. Para asegurar que un animal constituye un reservorio es necesario corroborar que este se relaciona tanto con los hábitos hematófagos del flebótomo como con el mantenimiento de poblaciones naturales del parásito, otro aspecto importante es que deben constituir portadores asintomáticos y mantener durante un tiempo prolongado la infección.[35] Los perros y humanos, además de algunos equinos y gatos son afectados por la leishmaniasis, mostrando una variedad de síntomas dermatológicos y/o patológicos de órganos internos relacionados con la especie de *Leishmania* por la que son infectados. Dentro de los reservorios demostrados para este parásito encontramos animales domésticos y silvestres como: zarigüeyas, coatíes, osos hormigueros, ratas, zorros, lobos, mulos, perezosos, simios, puerco espines, entre otros (figura 6), Se han sugerido al menos 100 especies de mamíferos que actúan como potenciales reservorios del parásito.[3, 25] Su variedad es una muestra de la gran adaptabilidad y plasticidad de las especies de *Leishmania*.

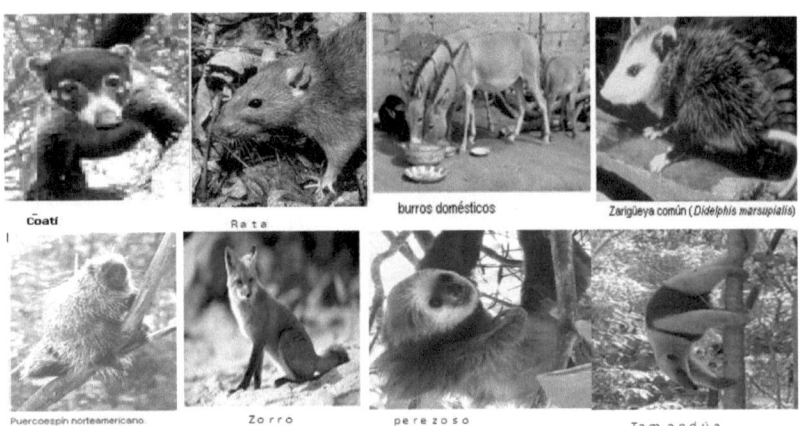

Imágenes tomadas de wikipedia: Versión Kiwix 0.9 alpha6

Figura 6. Algunos animales identificados como reservorio de *Leishmania spp*.

Flebótomos relacionados con la leishmaniasis, distribución en las Américas.

Se reconoce como vectores transmisores de las *Leishmanias* a las hembras de dípteros hematófagos de la familia *Psychodidae*, subfamilia *Phlebotominae* y los géneros *Phlebotomus* (Viejo Mundo) y *Lutzomyia* (Nuevo Mundo) (figura 7). [28] Se han sugerido otros vectores invertebrados como por ejemplo pulgas y garrapatas, aunque no existen pruebas experimentales que respalden estos planteamientos.

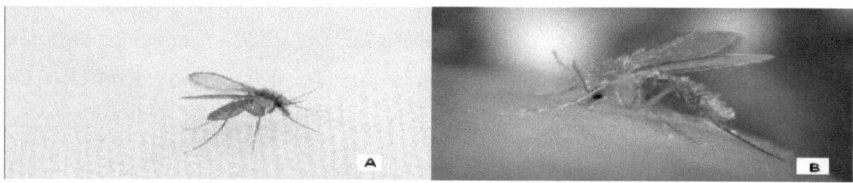

Foto del Laboratorio de entomología del PECET. Universidad de Antioquia, Colombia
http://www.vectorbase.org/Image/organism_papatasi

Figura 7. Hembras adultas de flebótomos en estado óptimo para transmitir *Leishmania* spp. **A:** *Lutzomyia longipalpis* y **B:** *Phlebotomus papatasi*.

Para adjudicar a un flebótomo la condición de vector de un parásito es necesario: a) demostrar sus hábitos hematófagos relacionados con el hombre, b) la existencia de una relación similar entre su distribución geográfica y la del parásito, c) comprobar que se completa el ciclo de vida del parásito dentro del flebótomo y d) probar la trasmisión del primero a través de la picadura del insecto.[35]

En América, existen más de 400 especies de flebótomos diferentes, pero solo 17 han sido encontradas infectadas naturalmente y/o confirmadas como vectores de leishmaniasis [3,4, 26] ascendiendo este número a 45, si se tienen en cuenta las especies consideradas como probables vectores.

Los flebótomos se reconocen en las distintas regiones de Latinoamérica con diversos nombres: "capotillo", "titira", "plumilla", "angelillo", "puma", "rapache", "jenjen", "mantablanca", "capablanca", "lalapo", "wanwa", "pumamanchachi", "carachupausa", "tarayita", "angoleta". En Centroamérica, se denominan popularmente como papalotillas (del nahuatl papalotl, que significa mariposa), "aliblanco", "manta", "palomilla", "chiroso", "pringador", "chitras", "toritos", "carachais", "colombia alú" y "mosco marrano".[36]

En Perú se han definido 131 especies de *Lutzomyia*, de las cuales cinco son vectores de la leishmaniasis tegumentaria. La especie predominante es *Lu.*

peruensis, seguida de *Lu. ayacuchensis*, *Lu. verrucarum*, *Lu. tejadai* y *Lu. pescei* [31]

En Brasil se han descrito 192 especies de *Lutzomyia*. *Lu. longipalpis* (figura 8) ha sido encontrado en numerosas áreas del país y varios estudiosos le han atribuido la transmisión de leishmaniasis visceral provocada por *L. infantum chagasi*, mientras otros señalan a *Lu. antunesi*, *Lu. intermedia* y *Lu. (N.) whitmani*, como los vectores más probables de su transmisión, siendo además este último reconocido en Argentina, Guyana francesa, Paraguay y Perú como vector de esta especie de *Leishmania*. [9]

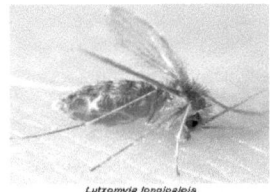

Tomado de wikipedia: Versión Kiwix 0.9 alpha6

Figura 8. Hembra adulta de *Lu. longipalpis*.

En Colombia se han descrito 162 especies del género *Lutzomyia*. Con una distribución geográfica que va desde el nivel del mar hasta los 3500 msm, y un ciclo de transmisión que no se mantiene en altitudes superiores a los 1750 msnm. [39] Seis especies han sido incriminadas como vectores *Lu. longipalpis, Lu. evansi, Lu. spinicrassa, Lu.trapidoi, Lu. umbratilis* y *Lu. hartmanni*. Adicionalmente, y se han reportado siete especies con posible capacidad vectorial pues han sido incriminados en otras regiones de América: *Lu. longiflocosa, Lu. davisi, Lu. hirsuta, Lu. yuilli, Lu. antunesi, Lu. gomezi* y *Lu. panamensis*.[39]

En Venezuela se han reportado 96 especies de *Lutzomyia* habiendo establecido como vectores a *Lutzomyia pseudolongipalpis* y *Lu. evansi* siendo esta última reportada en 14 de las 23 entidades federales del país y considerada como el principal transmisor de leishmaniasis visceral. [4, 26]

En Ecuador se habían identificado hasta 2001 63 especies de flebótomos siendo incriminados como vectores del parásito *Lu. trapidoi, Lu. hartmanni* y *Lu. gomezi* en las regiones costera y amazónica relacionadas con *L(V) panamensis, L(V) guyanensis* y *L. brazilensis* . En los Andes *Lu. ayacuchensis* se ha relacionado con *L. mexicana* y *L. major-like*. [2]

En México se han reportado 39 especies de *Phlebotominae*, de las cuales solo cuatro están incluidas dentro de las especies confirmadas ó bajo sospecha de ser vectores: *Lu. longipalpis, Lu. olmeca, Lu. panamensis* y *Lu. ylephiletor*. Además se logró el aislamiento de *L. mexicana* en hembras del flebótomo *Lutzomyia anthophora*.[34]

En Texas, E. U A., se han reportado cuatro casos autóctonos de leishmaniasis cutánea, ocasionada por *L. mexicana (Biagi)*, en esa región se distribuye *Lu. diabolica* (Hall) como vector sospechoso, algunos autores están de acuerdo sobre el papel que éste último desempeña debido a su marcado hábito antropofílico, también plantean que probablemente *Lu. anthophora* (Addis) sirve como un vector enzoótico en ese foco ubicado en la frontera entre este país y México. [34]

En regiones de Nicaragua han sido identificados recientemente ejemplares de *Lu. evansi, Lu. cayennensis, Lu. longipalpis* y *Lu. chiapannensis* coincidiendo con la presencia de casos de leishmaniasis cutánea atípica.[21]

Psychodopygus yucumensis es un subgénero de *Lutzomyia spp*. fuertemente antropofílico que ha sido encontrado en Bolivia conteniendo en su interior parásitos de *L. braziliensis* [19] Esta especie de *Leishmania* conjuntamente con la *L. amazonensis* es transmitida también por *Lu. nuneztovari*. [10]

La *Lutzomyia shannoni* se distribuye desde Argentina hasta los Estados Unidos, incluyendo Brasil, Colombia, Panamá y Costa Rica, habiéndose localizado en los estados sureños de Estados Unidos desde la Florida hasta Louisiana, además de Arkansas, Tennessee, y Carolina del norte y del sur. También en la Florida se conoce la presencia de otras 3 especies *L. cubensis L. vexator* y *L. cruciata* [7, 36, 40]

En Costa Rica y Honduras *Lu. Longipalpis* se asocia a las manifestaciones de leishmaniasis cutánea, mientras que en el estado de Sucre en Venezuela se ha considerado como vector alternativo a *Lu. Evansi*, así también en Colombia donde se han aislado promastigotes de *L. infantum chagasi* a partir de este flebótomo. [7,36,40]

No existen reportes de casos autóctonos en Uruguay, sin embargo existe riesgo potencial de trasmisión de leishmaniasis visceral debido a que la presencia de *Lu. Longipalpis* fue registrada en las ciudades de Salto y Bella Unión, cerca de la población, considerando la presión fronteriza de Argentina y Brasil, junto con el movimiento constante de personas y caninos por las fronteras.[11]

Entre los países caribeños, República Dominicana constituye el único en el que se reporta la leishmaniasis de manera endémica y autóctona, siendo *Lu. Cristophei* el vector potencial.[6] En Cuba se ha reportado la presencia de cuatro especies *Lu. novoae, Lu. diazi , Lu. cubensis* y *Lu. orestes* así como una nueva subespecie *Lu. cayennensis cruz,* siendo solamente *Lu. orestes* la que manifiesta hábitos antropofílicos y hematófagos. [28]

Relación del vector con el ciclo biológico de la *Leishmania*.

Para comprender el ciclo de vida de la *Leishmania* es necesario conocer que implica esencialmente el paso alternativo de un hospedador vertebrado a otro invertebrado, y viceversa, con dos formas morfológicas principales, la intracelular o amastigote en las células del sistema fagocítico mononuclear del hospedero vertebrado y la extracelular o promastigote, en el tracto intestinal de los flebótomos. (Figura 9)

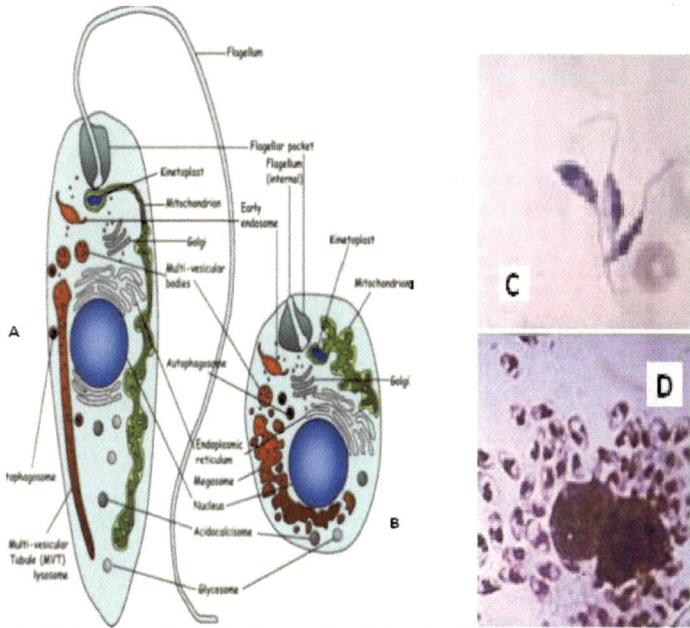

A yB Fuente: http://ars.sciencedirect.com/content/image/1-s2.0-S0020751907001038-gr1.jpg].
C,D Tomados de: Aspectos dermatológicos de la leishmaniasis.pdf Prof. Dr. José Roberto Morales

Figura 9. Formas morfológicas básicas de la *Leishmania*. A y B Representación esquemática en la formas promastigote y amastigote, respectivamente. C promastigotes, D Amastigotes

Los amastigotes, son inmóviles y se observan al microscopio óptico como cuerpos ovales, de una longitud entre 3-5 µm y anchura que va de 1,5 a 2,5 µm. En su citoplasma, se observa un núcleo esferoidal, voluminoso generalmente excéntrico, y próximo a este un kinetonúcleo de aspecto bacilar o bastoniforme[1] Son exclusivamente intracelulares (macrófagos) pero pueden encontrarse en el intersticio cuando el parásito se replica y produce la ruptura de la célula huésped. [1]

Los promastigotes son fusiformes, móviles y extracelulares, con un tamaño que varía entre los 10-30 µm de largo y los 1,5-3 µm de ancho. Para su desplazamiento emplean un largo flagelo libre ubicado en su región anterior. Destaca en ellos la presencia de un núcleo oval central y un kinetonúcleo en forma de bastón claramente pre nuclear. [40]

La *Leishmania* es heterogénea y completa su ciclo biológico usando dos huéspedes uno invertebrado que es el vector o flebótomo y uno vertebrado. Figura 10

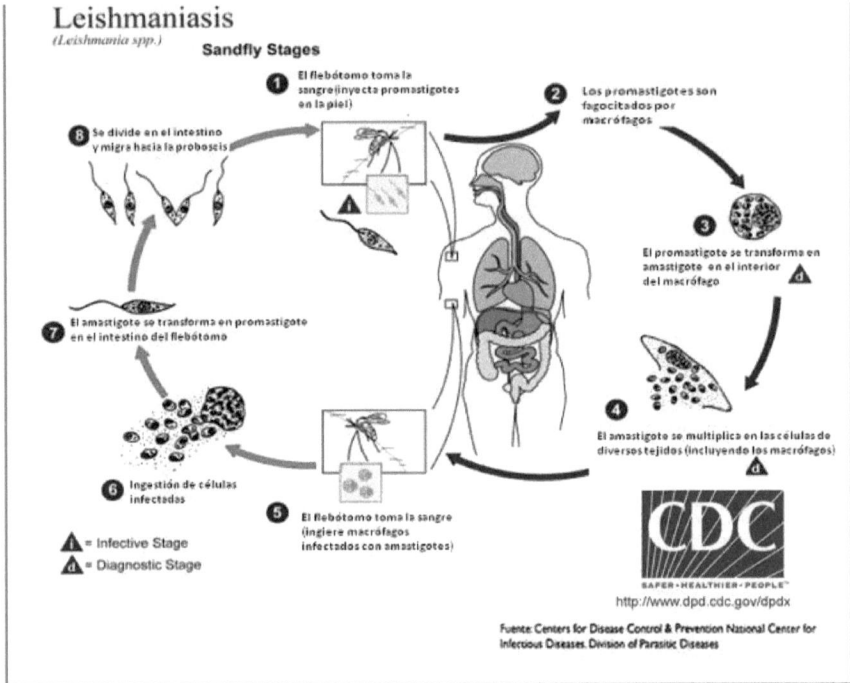

Figura 10. Ciclo biológico de la *Leishmania*.

El ciclo puede completarse de diferentes formas: una, principalmente silvestre, en la que la *Leishmania* circula entre los reservorios naturales, y los vectores propios de la zona endémica, otra donde los flebótomos infectados pueden atacar al hombre y a los animales domésticos o peri domésticos y una tercera en la que el propio hombre infectado transmite, a través del vector, el parásito a otro hombre.[40]

El ciclo comienza cuando el vector pica a un vertebrado infectado, adquiriendo los parásitos ya sea de la sangre o de lesiones de la piel. En la sangre ingerida se encuentran macrófagos con amastigotes en su interior ocurriendo su transformación a promastigotes dentro del flebótomo en las siguientes 24 a 48 horas. [40] Figura 11

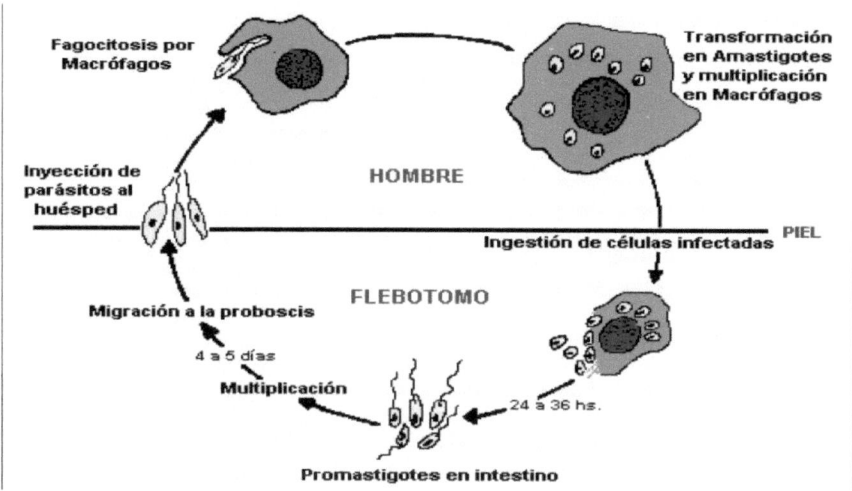

Confeccionado por Prof. Dr. José Roberto Morales. Argentina. Tomado de: Aspectos dermatológicos de la leishmaniasis.pdf

Figura 11. Transformaciones sufridas por el parásito dentro del huésped (hombre) y del vector (flebótomo).

Dentro del flebótomo vector los promastigotes se multiplican activamente por división binaria longitudinal. Algunos quedan libres desde el inicio en el lumen intestinal; otros se adhieren a la pared por hemidesmosomas. La localización del parásito en el intestino varía de acuerdo a cada especie del vector y de *Leishmania*.

Después de la replicación en el intestino, los promastigotes migran al esófago y la faringe donde se aglutinan al secretar una sustancia en forma de gel, obligando al flebótomo a regurgitarlos mientras se alimentan de la sangre de un nuevo huésped.[33,35]

Cuando el vector infectado pica a un huésped le inocula entre 10 y 100 promastigotes presentes en la proboscis y que penetran en la dermis. En los vectores excesivamente infectados, la proboscis está congestionada, dificultando su alimentación, por lo que el flebótomo realiza múltiples picaduras e inoculaciones. La picadura del vector es muy dolorosa y se describe popularmente como "pringadura de manteca hirviente". Después de un período de incubación que varía entre 2 semanas y 2 meses o más, aparece la lesión inicial que puede ser única o múltiple.[24]

Muchos de los promastigotes inoculados al nuevo huésped son destruidos por los leucocitos polimorfonucleares antes de alcanzar el sistema retículo endotelial. Esta forma del parásito activa el complemento por una vía que inicia la acumulación de neutrófilos y macrófagos, [41] facilitando su entrada al interior de estos últimos, una vez dentro ocurre un anclaje o adherencia del parásito a estructuras celulares y se inicia un complejo proceso de multiplicación que luego dará lugar a la lisis celular y la liberación de amastigotes capaces de invadir otros macrófagos. Estas formas del parásito han desarrollado varios mecanismos para resistir la actividad digestiva y antimicrobiana de las células fagocíticas.

Aspectos patológicos relacionados con el vector.

La *Leishmania* ha desarrollado mecanismos adaptativos únicos para asegurar su supervivencia en este complejo ciclo de vida. Estas incluyen, dentro del flebótomo, la producción de proteoglicanos que la protegen de la actividad proteolítica de las secreciones del tracto digestivo, su unión o anclaje a este que impide su excreción junto a los residuos de la alimentación y la acumulación en la probóscide que asegura la ingurgitación mientras se produce la picadura.[35]

Se ha sugerido que el anclaje al tracto digestivo medio del flebótomo está mediado por un lipofosfoglicano presente en el parásito y que varía en las diferentes especies de *Leishmania*. Los vectores deben poseer ligandos apropiados en las células del tracto digestivo medio para sostener el anclaje del parásito.

La saliva del flebótomo juega un rol muy importante en el establecimiento de la infección, la supervivencia y proliferación de *Leishmania spp*. En el momento de la picadura, junto a los promastigotes, se depositan en el torrente sanguíneo del hospedero vertebrado componentes de la saliva que incluyen sustancias vasodilatadoras, anti-hemostáticas, antiinflamatorias o con actividad inmunosupresora, que incrementan el riego sanguíneo en el sitio de la picadura e inhiben los mecanismos microbicidas de los macrófagos receptores y actúan además como difusores y potenciadores de la infectividad del parásito [30]; entre estos factores están la apirasa, el maxadilán,[46] la adenosina y su precursor 5´AMP,[38] la hialuronidasa y desintegrinas.[7,15,23,10]

Control general del vector

Las medidas de control de los vectores se encaminan fundamentalmente a evitar en lo posible el desarrollo de mosquitos en la vivienda y alrededores. Para ello se han empleado diversos métodos que incluyen:

- El empleo de insecticidas dentro de las viviendas, los corrales o sitios donde habitan animales que constituyan reservorios potenciales y en registros de agua y piscinas. Figura 12
- El uso de mallas impregnadas en insecticida en puertas y ventanas.
- Colocar a los perros collares impregnados de insecticida o insecticidas tópicos.
- Protección personal a través de repelentes aplicados directamente en la piel o en la ropa.
- Pintar los muros y ventanas con mezclas de insecticidas residuales.
- Evitar la acumulación de restos vegetales, escombros, basura y la presencia de aguas estancadas.
- Eliminar las especies de posibles reservorios cercanos a las viviendas como las ratas.
- Mantener a los animales susceptibles (perros, gatos y caballos) en lugares cerrados entre el anochecer y el amanecer durante los meses cálidos, cuando los flebótomos están activos.
- No abandonar a los perros y realizar recogidas de perros vagabundos.
- Como pueden existir infecciones congénitas, no es aconsejable tener crías de perros infectados.
- Quedarse bien protegido en áreas enfriadas por aire tanto como sea posible evitando las actividades al aire libre, sobre todo en los horarios comprendidos entre el crepúsculo y el amanecer.
- Al salir a zonas o áreas abiertas usar camisas de manga larga, pantalones y medias o calcetines, introduciendo la camisa dentro del pantalón y aplicando repelentes en las zonas expuestas de la piel.
- Considerar realizar modificaciones del hábitat alrededor del hogar.

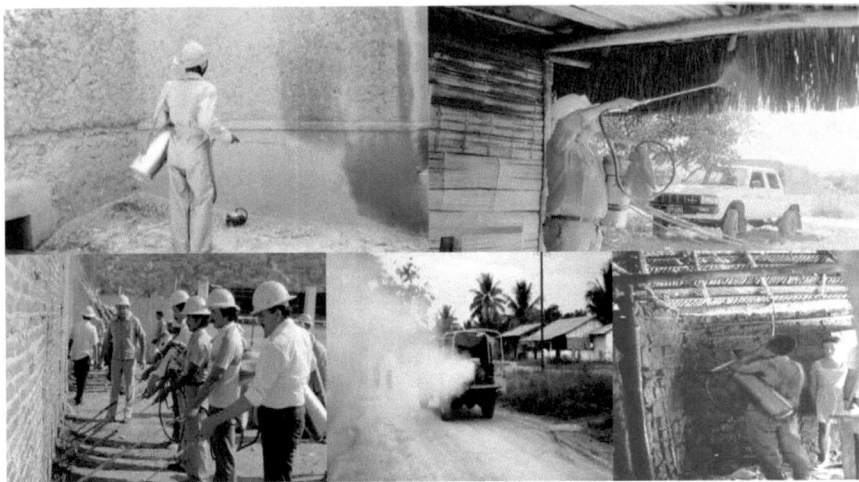

Imágenes tomadas de: Infecciones por *Leishmania* .ppt Confeccionado por: Dr Juan Francisco Bandera Tirado

Figura 12. Fumigación de viviendas y áreas aledañas con insecticidas.

En un ensayo experimental con cortinas impregnadas con varias dosis de deltametrina (62 mg/m2, 125 mg/m2, 250 mg/m2, 500 mg/m2 y 1 gr/m2) realizado en el Estado de Táchira, Venezuela se concluyó que la concentración de 1gr/m2 tiene un significativo efecto de barrera contra las especies de *Lutzomyia*. Mientras en el estado de Miranda el rociamiento intradomiciliario con lambdacyalotrina (25 mg/m2) produjo una reducción importante de la población intradoméstica de *L. ovallesi* durante aproximadamente un mes y medio, concluyéndose que, debido al bajo poder residual, dos intervenciones durante el período de "pico" de la población (noviembre a febrero) y un discreto aumento de la dosis del insecticida serían necesarias para reducir la transmisión de *Leishmania spp.* [10]

Los insecticidas de aplicación por aspersión sobre la pared presentan cierto tiempo de residualidad que depende del insecticida, del sitio de aplicación intra o peri domiciliario, de su posible degradación por efecto de la luz y del tipo o material de la superficie de la vivienda o el sitio rociado.

Una vez evaluada y delimitada el área para el control químico, deberá ser realizado un ciclo de tratamiento con insecticida de acción residual. La programación del nuevo ciclo de aplicación del insecticida deberá ser de acuerdo con la curva de estacionalidad del vector. Se recomienda que sea realizada en el periodo del año en el que se verifica el aumento de densidad vectorial o realizarse al final del periodo lluvioso o 3 a 4 meses después del primer ciclo. [3]

Las campañas contra las larvas de estos insectos no son fáciles de llevar a cabo porque se encuentran en el suelo, el hábitat es muy disperso.

Debe tenerse en cuenta que estos insectos son muy pequeños y pueden atravesar una malla tratada si no es extremadamente fina, sin embargo, no son buenos voladores y son detenidos por el viento, pudiendo entonces ser de utilidad el empleo de ventiladores.

Los flebótomos son muy sensibles al DDT. Los repelentes más eficaces son aquéllos que contienen el DEET químico (N, N-diethylmetatoluamide) al 30-35%, su efecto se prolonga aproximadamente por 4 horas. Deben usarse concentraciones bajas en los niños mayores de 2 años (no más de 10% DEET) y nunca en niños menores de 2 años de edad.[1]

Referencias bibliográficas

1. *Leishmania* infection on: Leishmania infection_ Causes, symptoms, treatment [November 2014]; Available from: http://leishmaniainfection.mht

2. CIPA (Computer-aided Identification of Phlebotomine sandflies of America) [database on the Internet] 2001. Available from: http://cipa.snv.jussieu.fr/.

3. Gestión para la vigilancia entomológica y control de la transmisión de leishmaniasis. . In: Protección Mdl, editor. Guía de vigilancia entomológica y control de leishmaniasis: Instituto Nacional de Salud; Organización Panamericana de la Salud.

4. Aguilar CMF, E; Fernández, R.; Cannova, D.C; Ferrer, E.; Cabrera Z.; Souza, W.J.; Coutinho, S.G. Urban visceral leishmaniasis in Venezuela. Mem Inst Oswaldo Cruz1998;93:15-6.

5. Bejarano E. Lista actualizada de los psicódidos (Diptera: *Psychodidae*) de Colombia. Folia Entomol Mex2006;45:47-56.

6. Bogaert Díaz RR, A; León, D; Martínez, M; Quiñones, L. Leishmaniasis tegumentaria americana. Reporte de los primeros tres casos descubiertos en R.D> Forma anérgica en tres hermanos. . Rev Dom Dermatol 1975:19-33

7. Charlab RV, JG; Rowton, ED; Ribeiro, JMC. Toward an understanding of the biochemical and farmacological complexity of the saliva of hematophagous sand fly *Lutzomyia longipalpis*. Proc Nat Acad Sci USA 1999:15155-60.

8. EAB. G. Morfologia, terminologia de adultos e identificação dos táxons da América. 2003:53-175.

9. Elizabeth F. Rangel SMdCaBMC. Environmental Changes and the Geographic Spreading of American Cutaneous Leishmaniasis in Brazil. 1984.

10. Feliciangeli MD. Sobre los flebótomos conocidos en Venezuela. Sobre los flebótomos (diptera: *Psychodidae: Phlebotominae*), con especial referencia a las especies conocidas en Venezuela. Acta Biol Venez2006 Julio-Diciembre; 26(2):61-80.

11. Ferrer MCM. Leishmaniasis: enfermedad emergente en Uruguay [Tesis de grado]. Uruguay: Montevideo; 2013.

12. Galati EAB. Phylogenetic systematics of Phlebotominae (Diptera:*Psychodidae*) with emphasis on American groups. . Bol Dir Malariol Saneamient Ambient. 1995:133-42.

13. Galati EAB. Cartographer Bioecologia e Identificação de Phlebotominae.Classificação Morfologia e Terminologia e Identificação de Adultos Faculdade de Saúde Pública Universidade de São Paulo; 2010.

14. Gállego MR, C. *Leishmania*. Barcelona; Available from: http://workforce.cup.edu/buckelew/Leishmania%20life%.

15. Guerin JP OP, sundar S, Boelaert M, Croft S, Desjeux P, et al. Visceral leishmaniasis: current status of control, diagnosis, and treatment, a proposed research and development agenda. . Lancet 2002;2:494-501

16. Hann M GR. ChemBiol. Curr Opin 1999.

17. Ibáñez Bernal S HXR, Mendoza F. Collections of *Bruchomyiinae* and *Phlebotominae* (Diptera: *Psychodidae*) from the north-central portion of the State of Veracruz, Mexico, with the description of a new species. . Zootaxa2006;1270:19-33.

18. L HB. Leishmaniasis. Lancet1999;354:1191-9.

19. Le Pont FC, T; Tibayrenc, M.; Desjeux, P. Bolivian phlebotomines. II. *Psychodopygus yucumensis* n.sp a new man-biting phlebotomine sandfly from subandean region (diptera, *Psychodidae*). Mem Inst Osvaldo Cruz Rio de Janeiro1986 jan./mar. 1986;81(1):79-85.

20. LE. M, Black W, Freier JE; Hagedorn HH, Hemingway J, Higgs S, James AA, Kondratieff B,, Moore CG. (Eds.). Biology of Disease Vectors SeE, San Diego, CA. 141-151. p. *Phlebotomine* sand flies, the *Psychodidae*. Elsevier 2004;Marquardt, W.C.:141-51.

21. Leonor Fonseca MAGM, Ledia Pérez, Martha Jiménez, Azucena Sandoval. Prevalencia de leishmaniasis cutánea atípica y encuesta entomológica sobre flebótomos sps. existente en veinte comunidades rurales de los municipios de Tipitapa, San Francisco Libre y Ticuantepe pertenecientes al Silais Managua. CIES ÁI; Periodo septiembre a octubre de 2004

22. Lerner EA RJ, Nelson RJ, Lerner M. Isolation of Maxadilan, a potent vasodilatory peptide from the salivary glands of the sandfly *Lutzomyia longipalpis*. J Biol Chem 1991;266:11234-6

23. Lewis DJYD, Fairchild GB, Minter, DM. Proposals for a stable classification of the Phlebotomine sandflies (Diptera: *Psychodidae*). System Entomol1977;2(4):319 -32.

24. Lima Sorto KIGJ, J M; Márquez Lizama, M R. Leishmaniasis cutánea y mucocutánea en habitantes del Cantón Loma Larga, municipio y Departamento de la Unión. Informe final. Período de julio a septiembre de 2011. .

25. Lucientes JC, JA; García, MA; Peribañez, MA. Flebótomos, de la biología al control.2005; Available from: http://www.veterinaria.org/revistas/redvet/n080805.html.

26. Mazzarri MF, MD.; Maroli, M.; Hernández, A. & Bravo, A. Susceptibility of *Lutzomyia longipalpis* (Diptera: *Psychodidae*) to select insecticides in an endemic focus of visceral Leishmaniasis in Venezuela. . J Amer Mosq Contr Assoc1997;13:335-41.

27. Momen H CE. «Speculations on the origin and evolution of the genus *Leishmania*». Mem Inst Oswaldo Cruz [serial on the Internet]. 2000; 95 (4).

28. Montalvo Álvarez AM. Tipificación de especies de *Leishmania* de importancia médica basada en el gen que codifica la proteína HPS citoplasmática. . La Habana, 2011.

29. Moreno Mateos D. Estrategias celulares y moleculares en el cribado de nuevos agentes anti-Leishmania. Alcalá: Universidad de Alcalá; 2010.

30. Neto AG dSF, A.A.; Costa, J.M; Vinholis, A.H.C; Souza, G.H.B.; Cunha, W.R.; et al. . Evaluation of the trypanocidal and leishmanicidal in vitro activity of the crude hydroalcoholic extract of Pfaffia glomerata (Amarathanceae) roots. . Phytomedicine 2004;11:662-5

31. Neyra D. Las leishmaniasis en el Perú. Folia Dermatol Perú 1997.

32. OMS. Informe de la Reunión de Expertos de la OMS sobre el Control de la Leishmaniosis. . Ginebra: Nuevo Informe OMS; 13 Febrero 2011 [cited 2014 noviembre]; Available from: http://www.ranf.com/enfermedades-olvidadas/noticias-enfermedades/1554-leishmaniosis-nuevo-informe-oms.html.

33. Killick-Kendrick R. The biology and control of Plebotomine sand flies. Clin Dermatol 1999;17:279-89.

34. Rebollar Téllez EA. Bionomía de *Lutzomyia spp*. (Díptera: *Psychodidae*) vectores de leishmaniasis cutánea localizada en el área endémica del Ejido La Libertad, Escárcega, Campeche, México. [Tesis para optar al grado de Maestro en Ciencias con Especialidad en Entomología Médica]. Monterrey, Nuevo León, 1995.

35. Rotureau B. Ecology of the *Leishmania* species in ecoregion complex. The American Society of Tropical Medicine and Hygiene2006;74(1):81-96.

36. Guía de Atención Integral de Leishmaniasis (Julio de 2010).

37. Soto RIT. Caracterización de dos morfotipos encontrados en machos de *Lutzomyia (Psychodopygus) geniculata* mediante marcadores morfométricos y moleculares. Quito septiembre 2006.

38. Redes de investigación en medicamentos. Red de Investigación de Centros de Enfermedades Tropicales. (RICET); 2005 [updated 2 Junio].

39. Vásquez Trujillo A. Variación estacional de la abundancia y la infección con *Leishmania spp*. En flebótomos de un área rural de Villavicencio, Meta. Colombia, Bogotá Universidad Nacional de Colombia 2011

40. Vannier-Santos MA, Martiny A, De Souza W. Cell Biology of *Leishmania* spp. invading and evading. Curr Pharmaceutical Design 2002;8:297-318

41. Warburg A.S.E, Lanzaro GC, Titus RG, Neva F. Saliva of *Lutzomyia longipalpis* sibling species differs in its composition and capacity to enhance leishmaniasis. Phil Trans R Soc Lond 1994; Serie B 345:223-30.

42. Young DG, Duncan, M.A. Guide to the identification and geographic distribution of *Lutzomyia* sand flies in Mexico, the West Indies, Central and South America (Diptera: Psychodidae). Memoirs of the American Entomological Institute 54. Gainsville, FL: Associated Publishers-American Entomological Institute; 1994.